Das SIRTFOOD DIÄT MIX Kochbuch

Abnehmen mit Sirtfood Rezepten für den Thermomix

Martina Schnell

ISBN: 9798592165542

Imprint: Independently published

Inhalt

Vorwort: Abnehmen mit der Sirtfood-Diät – jetzt auch mit Rezepten für den Thermomix

Mein Name ist Martina Schnell und ich habe mit der Sirtfood-Diät 18 kg in nur 6 Monaten abgenommen. Auf diese Art des Abnehmens bin ich durch die Medien aufmerksam geworden. Mein Vorbild war Adele, die bekannte Sängerin, die dadurch ca. 45 kg abgenommen hat und wirklich super aussieht. Ich habe mir von ihr Vorher-/Nachher-Bilder in meinen Visionboard-Ordner geklebt und täglich visualisiert, dass ich das auch schaffe! Und ich habe es geschafft! Wenn ich in den Spiegel sehe, freue ich mich über meinen Erfolg und habe nun meine eigenen Bilder in mein Dankbarkeitsjournal geklebt. Ich bin dankbar, glücklich und stolz über meinen Erfolg und kann diese Diät nur jedem empfehlen, der sein Wunschgewicht erreichen möchte. Ich habe wirklich schon viele Diäten ausprobiert, aber mit der Sirtfood-Diät hat es nach nun 17 Jahren endlich geklappt!

Da ich ein absoluter Thermomix-Fan bin und täglich damit koche, habe ich meine eigenen Sirtfood-Rezepte in der Mix-Version ausprobiert und aufgeschrieben. Ich hoffe, dass sie auch ganz nach deinem Geschmack sind!

Auf den nächsten Seiten findest du eine Erklärung der Sirtfood-Diät und danach folgt der Rezeptteil. Für die Einstiegstage und z. B. auch als schnelles Frühstück gibt es ein extragroßes Kapitel mit Smoothies und Drinks. Alle Rezepte sind wirklich einfach im Thermi nachzukochen. Das war mir besonders wichtig, denn in meiner Küche muss es schnell gehen und ich verwende Zutaten, die man überall kaufen kann. Ich wünsche dir viel Erfolg beim Abnehmen mit der Sirtfood-Diät mit meinen Rezepten in der Mix-Version für den Thermi.

Liebe Grüße

Martina Schnell

Sirtfood - Stressfrei Abnehmen mit dem Power-Enzym

Über den Begriff des „Sirtfoods“ stolpern heute nicht mehr nur Ernährungsexperten in Fachzeitschriften und -magazinen. Vielmehr hat es das revolutionäre Sirtfood-Konzept mittlerweile bereits in zahlreiche Internetportale, in Magazine und natürlich in die sozialen Netzwerke geschafft. Anders als viele andere, schnelllebigere Ernährungstrends gibt es für den Sirtfood-Trend allerdings einen guten Grund: Das Ernährungskonzept ist leicht umsetzbar, lässt sich optimal in den Alltag integrieren und bringt durchschlagende Abnehmerfolge mit sich. Gleichzeitig schenkt die Sirtfood-Diät außerdem auch noch mehr Leistungsfähigkeit und Wohlbefinden.

Wie das möglich sein soll? Ganz einfach: Mit Hilfe der Sirtuine. Sirtuine gehören zu einer Gruppe von bestimmten Enzymen, die den Stoffwechsel ankurbeln, Entzündungsprozesse verlangsamen und die Fettverbrennung aktivieren können. Werden die Enzyme aktiviert, gelingt Abnehmen nicht nur besonders effektiv, sondern auch ohne negative Auswirkungen auf Gesundheit, Wohlbefinden oder Leistungsfähigkeit.

Um zu verstehen, wie genau die Sirtfood-Ernährung funktioniert, wie sie zum Wunschgewicht verhilft und was es so einzigartig macht, gilt es zuerst allerdings, ein paar Fragen zu klären. Schließlich ist es wichtig zu verstehen, was Sirtuin überhaupt ist, wie es sich aktivieren lässt und welche Rolle es im Organismus spielt. So wird nämlich klar, wie die Sirtfood-Diät ganz ohne kurzfristige und ungesunde Radikalkuren, ohne den Jo-Jo-Effekt oder Leistungsabfälle zum Erfolg führen kann.

Sirtfood - Was ist das eigentlich?

Das heute bekannte Sirtfood-Konzept hat eine lange Geschichte. Erste Ansätze ganz ähnlicher Ernährungslehren lassen sich wohl bis ins 16 Jahrhundert zurückverfolgen. Einen echten Durchbruch hatte die Sirtfood-Ernährung allerdings erst vor einiger Zeit in Großbritannien. Von dort aus verbreitete sich die neue „Wunder-Diät“ dann weltweit wie ein Lauffeuer.

Das verwundert wenig. Schließlich soll die Sirtfood-Diät auf eine gesunde und gleichzeitig schnelle Art dabei helfen, das eigene Körpergewicht zu reduzieren. Radikale Ernährungsumstellungen, Unwohlsein oder Leistungsabfälle sollen mit der Diät jedoch nicht einhergehen - Kein Wunder, dass sich viele Menschen für dieses Ernährungskonzept interessieren.

Wie der Name schon erahnen lässt, baut das Ernährungskonzept auf sogenannten Sirtfoods auf. Darunter werden solche Nahrungsmittel verstanden, die das Fettverbrennungsenzym Sirtuin aktivieren und so einen Gewichtsverlust anstoßen. Die Grundlage des mittlerweile weltweit bekannten Ernährungskonzepts sind dabei wissenschaftliche Erkenntnisse, die belegen, dass pflanzliche Substanzen das körpereigene Sirtuin genauso effektiv anregen, wie etwa eine strikte Fastenkur. Diese Erkenntnisse gehen dabei auf die Ernährungsmediziner Glen Metten und Aidan Goggins zurück. Ihre Forschung ergibt, dass nicht nur Verzicht, sondern auch die geschickte Kombination von Nahrungsmitteln zu einer Sirtuin-Aktivierung und damit zu Gewichtsverlust führen kann.

Der Sirt-Trick

Werden gezielt Nahrungsmittel konsumiert und kombiniert, die das Fettverbrennungsenzym Sirtuin aktivieren, gelingt es, den eigenen Stoffwechsel quasi auszutricksen. Schließlich beruht das Erfolgsgeheimnis der Sirt-Ernährung gerade auf einer Ernährungsveränderung, die bestimmte Prozesse im menschlichen Körper anstößt. Allein durch diese Ernährungsveränderung ist es dabei möglich, Prozesse zu aktivieren, die sonst nur bei strikten Fastenkuren oder einem harten Sportprogramm einsetzen.

Bei der Sirtfood-Diät hingegen werden diese Prozesse allein darum aktiv, weil bewusst bestimmte Sirt-Lebensmittel ausgewählt und gegessen werden. Diese Lebensmittel bzw. das in ihnen enthaltene pflanzliche Sirtuin stimuliert anschließend ein bestimmtes Enzym im menschlichen Körper. Das Enzym wiederrum hat verschiedene positive Auswirkungen auf Gesundheit und Fitness.

Das bedeutet auch: Im Rahmen einer Sirtfood-Diät liegt der Fokus nicht auf den Lebensmitteln, die „verboten" sein sollen. Vielmehr stehen die Lebensmittel im Zentrum der Aufmerksamkeit, die unbedingt täglich verzehrt werden sollten. Bereits das macht es vielen Menschen leichter, sich auf das Ernährungskonzept einzulassen. Schließlich kommt es insgesamt ohne strikte Verbote aus und konzentriert sich stattdessen auf gesunde Lebensmittel, welche die Sirtuin-Ausschüttung anregen.

Die Ernährungsumstellung soll im Ergebnis allerdings nicht allein beim Abnehmen helfen. Gleichzeitig sollen auch Alterungsprozesse langsamer ablaufen und wertvolle Muskelmasse erhalten werden. Selbstverständlich lassen sich auch bei der Sirtfood-Diät optimale Abnehmerfolge erzielen, wenn eine sirtuinreiche Ernährung mit einer Kalorienrestriktion verbunden wird. Geht es hingegen lediglich darum, das Wohlfühlgewicht zu halten, ist keine Kalorienrestriktion nötig.

Woher kommen die Sirtuin-Superkräfte?

Sirtfood verhilft zu weniger Gewicht und mehr Wohlbefinden, da es im Körper Vorgänge anstößt, die dem Organismus unter anderem vorgaukeln, er würde sich sportlich betätigen. Doch wie können „einfache" Lebensmittel das schaffen? Ganz einfach: Mit Hilfe ihrer Sirtuin-Superkräfte.

Allerdings sind es dabei keine mysteriösen oder gar von außen zugesetzten Stoffe, welche die Sirtuin-Superkräfte mit sich bringen. Vielmehr sind Sirtuin-Fähigkeiten den in den Lebensmitteln enthaltenen, ganz natürlichen sekundären Pflanzenstoffen geschuldet. In diesem Zusammenhang überrascht es darum wenig, dass es sich bei sämtlichen Sirtfoods um rein pflanzliche Lebensmittel handelt. Insbesondere Gemüse, Obst, Kräuter oder auch Nüsse und Kerne können Sirtfoods sein.

Die in diesen Lebensmitteln enthaltenen sekundären Pflanzenstoffe werden oft als Schutzstoffe gesehen. In Wirklichkeit handelt es sich bei ihnen jedoch eher um die „chemischen Waffen" einer Pflanze. Selbstverständlich sind sie für den menschlichen Organismus alles andere als schädlich - eigentlich dienen sie jedoch dazu, schädliche Eindringlinge, die eine Pflanze bedrohen, zu vernichten. Gesund, wertvoll und zum Schutzstoff werden die sekundären Pflanzenstoffe und damit auch Sirtfoods erst aufgrund der Reaktionen, die sie im menschlichen Körper anstoßen.

Prinzipiell findet die Sirtuinaktivierung innerhalb des menschlichen Organismus dabei als Stressreaktion statt. Ähnliche Reaktionen werden im Rahmen einer Diät als Folge von Hunger oder bei intensiver sportlicher Betätigung ausgelöst. Alternativ gelingt die Sirtuinaktivierung aber auch durch Sirtfoods aufgrund der enthaltenen sekundären Pflanzenstoffe. Sie können als alternative „Stressauslöser" dienen.

Der ein oder andere mag sich nun fragen, warum man eine Stressreaktion wissentlich auslösen sollte. Schließlich ist Stress doch ein absolut ungesunder Reiz? Die Antwort darauf mag überraschend klingen, lautet aber dennoch: Nicht jede Art von Stress ist ungesund. Bestimmte Arten von Stress können uns nämlich auch fitter, schlanker oder gesünder machen.

Schließlich ist unser Körper so programmiert, dass er auf Stress mit Schutzmechanismen reagiert. Er leitet Reparaturprozesse ein oder bereitet sich darauf vor, auf künftige Schädigungen besser vorbereitet zu sein. Bertreiben wir beispielsweise Krafttraining, fügen wir unseren Muskeln durch das Training winzige Verletzungen zu. Der Körper nimmt diese Verletzungen als Stress war und versucht, ihnen vorzubeugen. Er lässt den Muskel wachsen, um auf kommende Belastungen besser vorbereitet zu sein. In diesem Zusammenhang sorgt Stress so dafür, dass wir auf Dauer stärker und muskulöser werden.

Ganz ähnlich verhält es sich auch mit Hunger. Haben wir Hunger, bedeutet das für unseren Körper Stress. Er schaltet in den „Krisenmodus“ und beginnt, seine Reserven zur Energiegewinnung zu nutzen. Die Energiereserve stellt in diesem Fall unser vorhandenes Körperfett dar. Im Ergebnis macht uns der „Hungerstress“ in diesem Fall schlanker.

Allerdings gibt es gerade bei Hungerstress einen entscheidenden Nachteil: Er lässt sich üblicherweise nur durch eine starke Kalorienrestriktion auslösen. Nehmen wir jedoch gezielt Sirtfood zu uns, können die enthaltenen Pflanzenstoffe ebenfalls Hungerstress auslösen. Das gelingt sogar dann, wenn wir deutlich mehr Kalorien zu uns nehmen, als beispielsweise während einer Fastenkur.

Abnehmen - aber nicht ohne Genuss

Glen Metten und Aidan Goggin, die „Erfinder“ der Sirtfood-Diät, waren davon überzeugt, dass ihre Diät mit besonders wenig Verzicht auskommt. Zwar ist eine gewisse Kalorienreduktion auch bei diesem Diätansatz nötig - das Sirtuin-Prinzip macht sie jedoch leichter zu bewältigen. Schließlich lässt sich durch die Sirtuinaktivierung bereits bei einem geringeren Kaloriendefizit Hungerstress auslösen. Außerdem ist selbstverständlich auch Genuss erlaubt.

Sofern die ausgewählten Sirt-Nahrungsmittel nämlich sinnvoll kombiniert werden, ist es quasi trotz Schlemmerei möglich, den eigenen Stoffwechsel auszutricksen. Sirtuine stecken nämlich auch in beispielsweise Zartbitterschokolade oder in Rotwein - kleine Sünden sind also durchaus erlaubt.

Sirtfoods „färben“ unser Fettgewebe

Verschiedenste Abläufe innerhalb unseres Körpers finden erst dann statt, wenn das passende Signal dafür gesetzt worden ist. Der Signalgeber kann dabei ein bestimmter Reiz (wie beim Krafttraining) oder auch ein „Wächtermolekül“ sein. Geht es um den Fettabbau, fungieren Sirtuine als Wächtersubstanz. Sie regulieren die Signale, die Hungerstress auslösen und die Fettverbrennung anstoßen können.

Dabei besonders interessant: Sirtuine veranlassen insgesamt den Abbau von Fettgewebe. Allerdings wird eine bestimmte Körperfettart von ihnen auch stimuliert: Das sogenannte braune Fettgewebe.

Braunes Fettgewebe ist zwar eher weniger bekannt, erfüllt aber dennoch eine wichtige Aufgabe. Anders als weißes Fettgewebe ist es nämlich nicht allein mit der Energiespeicherung „beschäftigt“. Vielmehr hat es die Aufgabe, im Falle großer Kälte als „Brennmaterial“ zum Zwecke der Gewinnung von Wärmeenergie zu dienen. Dieses äußerst nützliche braune Fett stellt bei Erwachsenen allerdings nur einen kleinen Teil des insgesamt vorhandenen Fettgewebes dar.

Letzteres ist durchaus bedauerlich - schließlich ließe sich überschüssiges braunes Fettgewebe viel einfacher verlieren. Frieren allein würde zum Fettabbau ausreichen. Umso erfreulicher ist es, dass die Sirtuinaktivierung nicht allein beim Abbau weißen Fettes hilft. Sie regt den Körper auch dazu an, vermehrt braunes Fett herzustellen. Dieser „Browning-Effect“ ermöglicht eine weitere Art der intensiven Energieverbrennung.

Sirtfoods optimieren klassische Diäten

Klassische Diäten basieren zumeist auf dem einfachen Prinzip der Kalorienrestriktion. Das bedeutet: Es müssen weniger Kalorien aufgenommen werden, als der Körper täglich verbraucht.

Bei Standard-Diäten bringt das Prinzip allerdings ein schwerwiegendes Problem mit sich: Essen wir weniger, verbrennt der Körper zur Energiegewinnung nicht nur Fett. Vielmehr verwertet er auch eigentlich wichtige Muskelzellen. Das jedoch ist nicht erwünscht. Mehr noch: Der Muskelabbau ist sogar kontraproduktiv.

Schließlich werden gerade im Muskelgewebe bei jeder Art von Aktivität besonders viele Kalorien verbrannt. Haben wir weniger Muskeln, sinkt damit auch unser Kalorienverbrauch - und wir müssen die aufgenommenen Kalorien noch weiter reduzieren, um weiter abzunehmen. Reduzieren wir die Kalorienmenge hingegen nicht, stagniert das Gewicht oder steigt sogar wieder. Dieser unschöne Nebeneffekt klassischer Diäten ist vielen auch als Jo-Jo-Effekt bekannt.

Setzen wir jedoch auf die Sirtfood-Diät, bleibt genau dieser Effekt aus. Schließlich können Sirtuine unseren Körper nicht nur dazu anregen, bereits bei einem geringeren Kaloriendefizit Fettmasse zu verwerten. Sie helfen vielmehr auch dabei, vorhandene Muskelmasse zu erhalten.

Dieser Effekt hängt ebenfalls mit dem durch Sirtfoods ausgelösten positiven Stress zusammen. Dieser regt neben der Fettverbrennung nämlich auch verschiedene Reparatur- und Erhaltungsprozesse des Körpers an. Zu diesen Erhaltungsprozessen zählt dabei insbesondere die Erhaltung vorhandener Muskelstrukturen. Gerade im Rahmen einer Diät ist das besonders nützlich. Schließlich wird so trotz Kalorienrestriktion und Gewichtsverlust ein stabiler Kalorienverbrauch möglich, der das Fett langfristig schmelzen lässt.

Was die Sirtuinaktivierung außerdem verändern kann

Werden Sirtfoods bewusst im Rahmen einer kalorienreduzierenden Diät konsumiert, begünstigen sie - wie bereits besprochen - einen raschen Gewichtsverlust. Gleichzeitig tragen sie aber auch zum Erhalt wichtiger Muskelmasse bei und verhindern so den gefürchteten Jo-Jo-Effekt. Außerdem haben Sirtuine noch weitere erstaunliche Eigenschaften:

- Sirtuine verbessern die Stoffwechselsituation: Gerade im Rahmen einer Diät sind Sirtuine als Verursacher von „positivem" Stress dazu in der Lage, den Stoffwechsel trotz Diät am Laufen zu halten. Außerdem beeinflussen sie insbesondere den Insulinstoffwechsel positiv und können so Heißhunger vorbeugen.

- Sirtuine halten in der Diät fit und leistungsfähig: Eine „normale" Diät geht nicht selten mit Abgeschlagenheit und einem Abfall der Leistungsfähigkeit einher. Sirtfoods können genau das jedoch auch im Rahmen einer Reduktionsdiät verhindern. Genauso wie für den Erhalt wichtiger Muskulatur, sorgen sie nämlich auch dafür, dass Leistungsfähigkeit und die körperliche Fitness insgesamt erhalten bleiben.

- Sirtuine regulieren chronische Entzündungsprozesse: Niederschwellige chronische Entzündungsprozesse können Ursache verschiedener Krankheits- und Alterungsprozesse sein. Durch die vermehrte Aufnahme von Sirtfoods lassen sich die entzündlichen Prozesse jedoch minimieren und somit auch Krankheitsrisiken senken.

So läuft eine Sirtfood-Diät ab

Um einen gesunden und nachhaltigen Gewichtsverlust zu garantieren, ist jede Sirtfood-Diät in drei Phasen gegliedert:

In der **ersten Phase** geht es darum, den Körper vorzubereiten und ihn zu entgiften. Die erste Phase soll dabei auf die Ernährungsumstellung sowie den damit verbundenen Gewichtsverlust vorbereiten. In der ersten Phase wird die Kalorienzufuhr darum auf rund 1.000 Kilokalorien pro Tag abgesenkt. Diese geringe Kalorienmenge soll in erster Linie in Form von Säften und Smoothies aus sirtuinhaltigen Nahrungsmitteln wie Äpfeln, Sellerie, Rucola oder Petersilie bestehen. Außerdem ist in der ersten Phase eine leichte Hauptmahlzeit erlaubt. Diese Phase geht über 3 Tage und der Höchstwert der Kalorien sollte 1000 kcal nicht übersteigen.

In der **zweiten Phase** der Sirtfood-Diät stehen rund 1.500 Kilokalorien auf dem Speiseplan. Diese werden wieder in Form von Säften und Smoothies und zwei Hauptmahlzeiten aufgenommen. Auch hier kommen selbstverständlich sirtuinreiche Lebensmittel auf den Teller bzw. ins Glas. Sie dürfen natürlich durchaus mit "normalen" Nahrungsmitteln kombiniert werden.

Ist das Wunschgewicht erreicht, kann die **dritte Phase** der Sirtfood-Diät beginnen. Sie ist nicht vorrübergehend und kann als das Ziel der Ernährungsumstellung angesehen werden. In dieser endgültigen Phase können - je nach Kalorienbilanz - meist rund 1.800 Kalorien täglich verspeist werden. Hierbei sollte sowohl auf die Einbindung der Sirtfoods aber auch auf eine ausreichende Eiweißaufnahme geachtet werden. Alte Gewohnheiten hingegen sollten nicht wieder aufgenommen werden - schließlich waren es ja genau sie, die die Gewichtsprobleme einstmals verursacht haben!

Sirtfood-Liste: Welche Lebensmittel sind besonders reich an Sirtuin?

Wie schon gesehen, steckt Sirtuin allein in pflanzlichen Lebensmitteln. Bei der Sirtfood-Diät spielen genau diese darum eine übergeordnete Rolle. Allerdings werden sie nicht ausschließlich, sondern in Kombination mit anderen gesunden Lebensmitteln verzehrt. Und das Beste daran: Da beispielsweise auch Rotwein und Schokolade auf der Liste der pflanzlichen Sirtfood-Foods stehen, muss auch der Genuss nicht zu kurz kommen.

Hier eine Liste von Lebensmitteln, die reich an Sirtuin sind:

Obst:

- Äpfel
- Brombeeren
- Dunkle Trauben
- Erdbeeren
- Gojibeeren
- Heidelbeeren
- Himbeeren
- Oliven
- Pflaumen
- Schwarze Johannisbeeren
- Zitrusfrüchte

Gemüse, Salat:

- Ackerbohnen
- Artischocken
- Blumenkohl
- Brokkoli
- Chicorée
- Chilischoten
- Endiviensalat
- Grüne Bohnen
- Grüner Spargel
- Grünkohl
- Ingwer
- Knoblauch
- Pak Choi
- Rote Zwiebeln
- Rucola

- Schalotten
- Sellerie
- Soja
- Weiße Bohnen
- Weißer Spargel

Kräuter:

- Basilikum
- Dill
- Oregano
- Petersilie
- Pfefferminze
- Rosmarin
- Salbei
- Schnittlauch
- Thymian

Gewürze:

- Chilipulver
- Currypulver
- Knoblauchpulver
- Kurkuma
- Zimt

Getränke:

- Grüner Tee
- Kaffee
- Rotwein
- Schwarzer Tee
- Weiße Teesorten

Getreide, Nüsse und Saaten:

- Buchweizen
- Cashewkerne
- Chia-Samen
- Erdnüsse

- Esskastanien/Maronen
- Pekannüsse
- Pistazien
- Quinoa
- Sonnenblumenkerne
- Vollkornmehl
- Walnüsse

Sonstiges:

- Datteln
- Dunkle Schokolade (mind. 85 %)
- Kaltgepresstes Olivenöl
- Kapern
- Oliven
- Rotwein

Auf Grundlage dieser sirtuinhaltigen Lebensmittel habe ich leckere Rezepte in meinem Thermomix für dich ausprobiert. Ich wünsche dir gutes Gelingen und viel Erfolg bei deiner Abnahme mit der Sirtfood-Diät in der MIX-Version!

SIRTFOOD MIX-REZEPTE

Smoothies und Drinks

Grüner Smoothie mit Brokkoli

Für 2 Portionen

Pro Portion: 136 kcal/ 28,3 g KH/ 3,5 g P/ 0,5 g F/

ZUTATEN:

- 1 Banane
- 1 Apfel Granny Smith
- 100 g Brokkoli
- 50 g Blattspinat
- 1 EL Zitronensaft
- 200 g kaltes Wasser

ZUBEREITUNG:

1. Banane schälen.
2. Apfel waschen, schälen, entkernen und in groben Stücken in den Mixtopf geben.
3. Brokkoli und Blattspinat waschen und putzen.
4. Alle Zutaten in den Mixtopf hinzufügen und 2 Min./Stufe 9 pürieren.

Apfel-Kiwi-Spinat-Smoothie

Für 2 Portionen

Pro Portion: 159 kcal/ 31 g KH/ 2,4 g P/ 1,2 g F/

ZUTATEN:

- 1 Apfel z. B. Elstar
- 2 Kiwi
- 75 g Blattspinat
- 3 Datteln
- 1 EL Zitronensaft
- 100 g kaltes Wasser

ZUBEREITUNG:

1. Apfel waschen, schälen, entkernen und in groben Stücken in den Mixtopf geben.
2. Kiwi schälen, halbieren.
3. Blattspinat waschen und putzen.
4. Alle Zutaten in den Mixtopf hinzufügen und 2 Min./Stufe 9 pürieren.

Ananas-Smoothie

Für 2 Portionen

Pro Portion: 106 kcal/ 23,7 g KH/ 1,1 g P/ 0,6 g F/

ZUTATEN:

- 300 g frische Ananas
- Saft von 2 Limetten
- 1 Zweig Minze
- 200 g Kokoswasser

ZUBEREITUNG:

1. Ananasfruchtfleisch in grobe Stücke schneiden.
2. Alle Zutaten 2 Min./Stufe 9 pürieren.

Grünkohl-Mango-Smoothie

Für 2 Portionen

Pro Portion: 96 kcal/ 14,4 g KH/ 3,8 g P/ 1,1 g F/

ZUTATEN:

- 150 g Grünkohl
- 1 Mango
- 200 g kaltes Wasser

ZUBEREITUNG:

1. Grünkohl putzen und in grobe Stücke schneiden.
2. Mango schälen, entkernen und in groben Stücken in den Mixtopf geben.
3. Restliche Zutaten in den Mixtopf hinzufügen und aufsteigend 2 Min./Stufe 4-9 pürieren.

Smoothie mit Petersilie, Gurke, Apfel und Banane

Für 2 Portionen

Pro Portion: 145 kcal/ 29,2 g KH/ 2,9 g P/ 0,7 g F/

ZUTATEN:

- 1 Bund Petersilie
- 1 Salatgurke
- 1 Apfel
- 1 Banane
- 200 g kaltes Wasser

ZUBEREITUNG:

1. Petersilie waschen, trocken schütteln und grob stückeln.
2. Salatgurke und Apfel waschen. Apfel entkernen, Banane schälen.
3. Salatgurke, Apfel und Banane grob stückeln.
4. Alle Zutaten in den Mixtopf geben und aufsteigend 2 Min./Stufe 4-9 pürieren.

Grünkohl-Birnen-Smoothie

Für 2 Portionen

Pro Portion: 92 kcal/ 15,5 g KH/ 3,7 g P/ 0,9 g F/

ZUTATEN:

- 150 g Grünkohl
- 1 Birne
- 3 getrocknete Datteln, entsteint
- 200 g kaltes Wasser

ZUBEREITUNG:

1. Grünkohl putzen und in grobe Stücke schneiden.
2. Birne waschen, Kerngehäuse entfernen und in groben Stücken in den Mixtopf geben.
3. Alle Zutaten in den Mixtopf hinzufügen und aufsteigend 2 Min./Stufe 4-9 pürieren.

Smoothie rot-grün

Für 2 Portionen

Pro Portion: 126 kcal/ 22,1 g KH/ 2,9 g P/ 1,1 g F/

ZUTATEN:

- 1 Bund Petersilie
- 150 g Heidelbeeren
- 150 g dunkle Weintrauben
- 1 Salatgurke
- 100 g kaltes Wasser

ZUBEREITUNG:

1. Petersilie waschen, trocken schütteln und grob stückeln.
2. Heidelbeeren und Weintrauben waschen und verlesen.
3. Salatgurke waschen und grob stückeln.
4. Alle Zutaten in den Mixtopf hinzufügen und aufsteigend 2 Min./Stufe 4-9 pürieren.

Rucola-Ananas-Bananen-Smoothie

Für 2 Portionen

Pro Portion: 197 kcal/ 40,8 g KH/ 3 g P/ 0,9 g F/

ZUTATEN:

- 100 g Rucola
- 400 g Ananas
- 1 Banane
- 200 g kaltes Wasser

ZUBEREITUNG:

1. Rucola waschen und verlesen.
2. Schale von Ananas und Banane entfernen und alles grob stückeln.
3. Alle Zutaten in den Mixtopf hinzufügen und aufsteigend 2 Min./Stufe 4-9 pürieren.

Erdbeer-Smoothie

Für 1 Portion

Pro Portion: 137 kcal/ 12 g KH/ 4,2 g P/ 5,5 g F/

ZUTATEN:

- 200 g Erdbeeren
- 1 Stängel frische Minze
- 1 EL Chiasamen

ZUBEREITUNG:

1. Erdbeeren waschen und Grün entfernen.
2. Minze waschen und Blätter abzupfen.
3. Alle Zutaten in den Mixtopf hinzufügen und aufsteigend 2 Min./Stufe 4-9 pürieren.

Bananen-Dattel-Sojamilch-Shake

Für 2 Portionen

Pro Portion: 164 kcal/ 24,1 g KH/ 4,4 g P/ 3,9 g F/

ZUTATEN:

- 1 Banane
- 150 g Sojamilch
- 4 entsteinte Datteln
- 1 EL Chiasamen

ZUBEREITUNG:

1. Banane schälen und grob stückeln.
2. Alle Zutaten in den Mixtopf hinzufügen und aufsteigend 2 Min./Stufe 4-9 pürieren.

Orangendrink

Für 2 Portionen

Pro Portion: 191 kcal/ 23 g KH/ 7,5 g P/ 5,5 g F/

ZUTATEN:

- 2 Orangen
- 1 TL Zimt
- 1 EL Cashewkerne
- 300 ml Sojamilch

ZUBEREITUNG:

1. Orangen schälen und in grobe Stücke teilen.
2. Alle Zutaten in den Mixtopf hinzufügen und aufsteigend 2 Min./Stufe 4-9 pürieren.

Brombeer-Cashew-Smoothie

Für 2 Portionen

Pro Portion: 109 kcal/ 16,5 g KH/ 2,4 g P/ 3,6 g F/

ZUTATEN:

- 200 g Brombeeren
- 1 Apfel
- 1 TL Cashewmus
- 100 g kaltes Wasser

ZUBEREITUNG:

1. Brombeeren und Apfel waschen. Kerngehäuse vom Apfel entfernen und grob stückeln.
2. Alle Zutaten in den Mixtopf hinzufügen und aufsteigend 2 Min./Stufe 4-9 pürieren.

Smoothie mit den 3 B‘s

Für 2 Portionen

Pro Portion: 158 kcal/ 31,6 g KH/ 1,9 g P/ 0,8 g F/

ZUTATEN:

- 200 g Beeren nach Wahl z. B. Heidel- und Erdbeeren gemischt
- 1 Birne
- 1 Banane

ZUBEREITUNG:

1. Beeren und Birne waschen. Kerngehäuse der Birne entfernen und grob stückeln.
2. Banane schälen und grob stückeln.
3. Alle Zutaten in den Mixtopf hinzufügen und aufsteigend 2 Min./Stufe 4-9 pürieren.

Staudensellerie-Birnen-Kiwi-Smoothie

Für 2 Portionen

Pro Portion: 136 kcal/ 28 g KH/ 1,7 g P/ 0,6 g F/

ZUTATEN:

- 1 Stange Staudensellerie
- 1 Birne
- 1 Banane
- 1 Kiwi
- Saft einer Zitrone

ZUBEREITUNG:

1. Staudensellerie waschen und putzen.
2. Birne waschen und Kerngehäuse entfernen, in grobe Stücke schneiden.
3. Banane und Kiwi schälen und grob stückeln.
4. Alle Zutaten in den Mixtopf hinzufügen und aufsteigend 2 Min./Stufe 4-9 pürieren.

Apfel-Beeren-Endivien-Smoothie

Für 2 Portionen

Pro Portion: 116 kcal/ 22,7 g KH/ 2,7 g P/ 1,2 g F/

ZUTATEN:

- 1 Apfel
- 200 g Heidelbeeren
- 80 g Endiviensalat
- 2 EL Gojibeeren getrocknet

ZUBEREITUNG:

1. Apfel waschen und Kerngehäuse entfernen, in grobe Stücke schneiden.
2. Beeren waschen.
3. Endiviensalat waschen und putzen.
4. Alle Zutaten in den Mixtopf hinzufügen und aufsteigend 2 Min./Stufe 4-9 pürieren.

Frühstück und Süßspeisen

Apfelküchle

Für 1 Portion

Pro Portion: 259 kcal/ 28,7 g KH/ 18,4 g P/ 8,2 g F/

ZUTATEN:

- 1 Apfel z. B. Granny Smith
- Etwas Zitronensaft
- 1 Ei
- 50 g Milch
- 2 EL Mandelmehl
- 1 EL Erythrit
- 1 Prise Zimt
- Etwas Butter für die Pfanne

ZUBEREITUNG:

1. Apfel waschen, schälen, Gehäuse entfernen und in Scheiben schneiden. Mit Zitronensaft beträufeln.
2. Ei, Milch, Mandelmehl, Erythrit und Zimt in den Mixtopf geben, 10 Sek./Stufe 4 verrühren. Sollte der Teig zu fest sein, noch etwas Milch unterrühren.
3. Butter in der Pfanne erhitzen.
4. Ein Apfelring mithilfe einer Gabel in den Teig „tauchen“. Er sollte komplett von Teig umschlossen sein.
5. Apfelring in die heiße Butter geben und von beiden Seiten goldbraun backen. Mit den anderen Apfelringen ebenso verfahren.
6. Apfelküchle z.B. mit etwas Joghurt oder selbst gemachter Vanillesoße genießen.

Buchweizen-Porridge

Für 2 Portionen

Pro Portion: 331 kcal/ 51,5 g KH/ 9,9 g P/ 8,1 g F/

ZUTATEN:

- 100 g Buchweizen
- 1 EL Cashewmus
- 60 ml Milch
- 1 EL Gojibeeren
- 2 Datteln
- 2 Cashewkerne
- 1 EL Chiasamen oder Leinsamen
- 50 g Himbeeren

ZUBEREITUNG:

1. Buchweizen über Nacht in eine Schüssel mit kaltem Wasser geben und einweichen.
2. Buchweizen in das Garkörbchen geben und abtropfen lassen. Mit Wasser nachspülen und in den Mixtopf umfüllen.
3. Alle restlichen Zutaten (bis auf die Himbeeren) in den Mixtopf hinzufügen und 10 Sek./Stufe 6 zerkleinern. Man kann das Porridge kalt essen oder auch noch 5-7 Min./90°C/Linkslauf/Stufe 0,5 erwärmen.
4. Himbeeren waschen und abtrocknen.
5. Porridge eine Schüssel geben und mit den Himbeeren dekorieren.

Buchweizen- Pfannkuchen

Für 2 Portionen

Pro Portion: 362 kcal/ 55,3 g KH/ 15,7 g P/ 8 g F/

ZUTATEN:

- 250 ml Milch
- 2 Eier
- 1 Prise Salz
- ½ TL Weinsteinbackpulver
- 50 g Dinkelvollkornmehl
- 80 g Buchweizenmehl
- Öl zum Ausbacken

ZUBEREITUNG:

1. Milch in den Thermomix geben und 5 Min./37°C/Stufe 1 erhitzen.
2. Eier hinzufügen und alles auf 3 Min./37°C/Stufe 4 schaumig schlagen.
3. Restliche Zutaten hinzufügen und 1 Min./Stufe 4 verrühren, dann Teig 15 Min. ruhen lassen.
4. Danach in einer beschichteten Pfanne mit dem Teig nacheinander Pfannkuchen ausbacken.

Suppen

Blumenkohlsuppe

Für 2 Portionen

Pro Portion: 147 kcal/ 10,1 g KH/ 8,7 g P/ 5,9 g F/

ZUTATEN:

- 1 Zwiebel
- 1 Knoblauchzehe
- 1 Blumenkohl (ca. 500 g)
- 450 g Gemüsebrühe
- 20 g Cashewmus
- Salz, Pfeffer, Muskatnuss gemahlen
- 1 EL Petersilie gehackt

ZUBEREITUNG:

1. Zwiebel und Knoblauchzehe schälen. Im Mixtopf 7 Sek./Stufe 5 zerkleinern. Mit dem Spatel nach unten schieben.
2. Blumenkohl in Röschen zerkleinern und waschen. Die kleinen Blumenkohlröschen – etwa die Hälfte der Menge - im Varoma verteilen.
3. Den restlichen Blumenkohl in den Mixtopf geben. 12 Sek./Stufe 5 zerkleinern.
4. Gemüsebrühe hinzufügen. Varoma aufsetzen und verschließen.
5. Alles 30 Min./Varoma/Stufe 1/Linkslauf garen. Varoma zur Seite stellen.
6. Cashewmus in den Mixtopf geben. 3 Min./90°C/Stufe 1/Linkslauf unterrühren.
7. Blumenkohlsuppe 10 Sek./Stufe 4 pürieren und mit Gewürzen abschmecken.
8. Die Blumenkohlröschen auf zwei Teller verteilen. Suppe dazugeben.
9. Mit gehackter Petersilie bestreut servieren.

Kohlrabisuppe mit Schinkenwürfel

Für 2 Portionen

Pro Portion: 140 kcal/ 17,4 g KH/ 10,7 g P/ 3,7 g F/

ZUTATEN:

- 1 Zwiebel
- 1 TL Olivenöl
- 400 g Gemüsebrühe
- 1 Kartoffel
- 300 g Kohlrabi
- 30 g Sojadrink
- Salz, Pfeffer
- 50 g Katenschinkenwürfel, light

ZUBEREITUNG:

1. Zwiebel schälen, halbieren und im Mixtopf 7 Sek./Stufe 5 zerkleinern.
2. Öl zufügen, 3 Min./90°C/Stufe 1 dünsten.
3. Gemüsebrühe zugießen, 5 Min./90°C/Stufe 1 kochen.
4. Kartoffel und Kohlrabi schälen, fein würfeln und zur Gemüsebrühe hinzufügen. 20 Min./90°C/Stufe 1 kochen.
5. Am Ende der Garzeit den Sojadrink 2 Min./80°C/Stufe 4 unter die Suppe rühren. Danach je nach gewünschter Konsistenz kurz auf Stufe 8 pürieren.
6. Suppe mit Salz und Pfeffer würzen und mit den Katenschinkenwürfeln servieren.

Ingwer-Zitronengras-Suppe

Für 2 Portionen

Pro Portion: 102 kcal/ 11,2 g KH/ 1,7 g P/ 5,6 g F/

ZUTATEN:

- 2 Stängel Zitronengras
- 1 Zwiebel
- 50 g frischen Ingwer
- 1 TL Olivenöl
- 1 rote Chilischote
- 400 g Gemüsebrühe
- 100 g Kokosmilch, fettreduziert
- Salz, Pfeffer
- 1 EL gehackte Petersilie

ZUBEREITUNG:

1. Zitronengras waschen, in dünne Ringe schneiden.
2. Zwiebel und Ingwer schälen, grob zerteilen und im Mixtopf 3 Sek./Stufe 5 zerkleinern. Mit dem Spatel nach unten schieben.
3. Öl und Zitronengrasringe zufügen. 5 Min./Varoma/Linkslauf/Sanftrührstufe dünsten.
4. Chilischote waschen und in kleine Ringe schneiden.
5. Chiliringe, Gemüsebrühe und Kokosmilch zufügen, 20 Min./80°C/Linkslauf/Stufe 1 köcheln lassen.
6. Suppe 20 Sek./Stufe 8 pürieren.
7. Mit Salz und Pfeffer abschmecken, evtl. noch durch ein Sieb passieren und mit Petersilie bestreut servieren.

Kokossuppe mit Garnelen

Für 2 Portionen

Pro Portion: 173 kcal/ 8,1 g KH/ 18,9 g P/ 7,1g F/

ZUTATEN:

- 1 gelbe Paprikaschote
- 150 g Zucchini
- 1 TL Öl
- 1 TL rote Currypaste
- 1 TL Kurkuma
- 100 g Kokosmilch, fettreduziert
- 300 g Gemüsebrühe
- ½ TL Salz
- 250 g küchenfertige Garnelen (TK)
- 1 EL frischer Limettensaft
- 2 Frühlingszwiebeln

ZUBEREITUNG:

1. Paprikaschote und Zucchini waschen und würfeln.
2. Öl, Currypaste und Kurkuma in den Mixtopf geben und 5 Sek./Stufe 5 vermengen. Dann 2 Min./Varoma/Stufe 1 andünsten.
3. Kokosmilch, Gemüsebrühe und Salz zufügen, 4 Min./100°C/Stufe 1 kochen.
4. Paprika, Zucchini und Garnelen hinzufügen. 5 Min./90°C/Linkslauf/Stufe 0,5 köcheln lassen.
5. Frühlingszwiebeln waschen und zerkleinern. Mit dem Limettensaft zur Suppe geben und abschmecken. Nochmals 3 Min./90°C/Linkslauf/Stufe 0,5 köcheln lassen.

Karotten–Ingwer–Suppe

Für 2 Portionen

Pro Portion: 191 kcal/ 12,5 g KH/ 3,9 g P/ 10,4 g F/

ZUTATEN:

- 1 Schalotte
- 400 g Karotten
- 2 cm frischer Ingwer
- 1 TL Olivenöl
- 400 g Gemüsebrühe
- 100 g Kokosmilch, fettreduziert
- 1 EL Zitronensaft
- Salz, Pfeffer
- 2 Walnüsse

ZUBEREITUNG:

1. Schalotte, Karotte und Ingwer putzen, schälen, grob zerkleinern und in den Mixtopf geben, 10 Sek./Stufe 4 zerkleinern. Mit dem Spatel nach unten schieben.
2. Öl zufügen, 4 Min./Varoma/Stufe 2 dünsten.
3. Gemüsebrühe zugießen, 25 Min./100°C/Sanftrührstufe garen.
4. Suppe je nach gewünschter Konsistenz 10 – 15 Sek./Stufe 5 – 6 pürieren.
5. Kokosmilch und Zitronensaft hinzufügen, 1 Min./70°C/Stufe 2 vermengen.
6. Suppe mit Salz und Pfeffer abschmecken.
7. Walnüsse grob hacken und über der Suppe verteilen.

Brokkoli-Suppe

Für 2 Portionen

Pro Portion: 128 kcal/ 9,8 g KH/ 11 g P/ 3,1 g F/

ZUTATEN:

- 1 Zwiebel
- 500 ml Gemüsebrühe (ohne Zuckerzusatz und fettarm)
- 500 g Brokkoli
- Salz, Pfeffer, Muskatnuss
- 1 EL Cashewmus

ZUBEREITUNG:

1. Zwiebel abziehen, in Mixtopf geben und 4 Sek./Stufe 5 klein hacken.
2. Wasser in den Mixtopf geben und 2 Min./Varoma/Stufe 1 ohne Messbecher dünsten. Röschen hinzugeben und 4 Min./Varoma/Stufe 1 dünsten.
3. Brühe und Gewürze hinzufügen und 20 Min./100°C/Stufe 1 garen.
4. Cashewmus (optional) hinzugeben und 30 Sek./Stufe 5-9 schrittweise ansteigend pürieren und abschmecken.

Maronensuppe

Für 2 Portionen

Pro Portion: 258 kcal/ 50,9 g KH/ 3,2 g P/ 3,3 g F/

ZUTATEN:

- 1 Zwiebel
- 1 TL Öl z. B. Olivenöl
- 200 g vorgegarte Maronen/Esskastanien
- 500 ml Gemüsebrühe
- Salz, Pfeffer, Muskatnuss gemahlen
- 1 EL Petersilie gehackt

ZUBEREITUNG:

1. Zwiebel schälen, halbieren und im Mixtopf 5 Sek./Stufe 5 zerkleinern. Mit dem Spatel nach unten schieben.
2. Olivenöl hinzufügen und 2 Min./Varoma/Linkslauf/Stufe 0,5 dünsten.
3. Maronen zusammen mit der Gemüsebrühe einfüllen und alles 25 Min./100 °C/Stufe 1 köcheln lassen.
4. Dann alles 15 Sek./Stufe 9 pürieren und mit Salz und Pfeffer abschmecken.

Salate

Apfel-Fenchel-Salat

Für 2 Portionen

Pro Portion: 154 kcal/ 17,9 g KH/ 4,5 g P / 7,6 g F/

ZUTATEN:

- 1 Fenchel
- 1 TL Olivenöl
- Salz, Pfeffer
- 2 kleine Äpfel oder 1 großer Apfel Granny Smith
- Saft von ½ Limette
- ½ TL Erythrit
- 1 TL Senf
- Salz und Pfeffer
- 2 Walnüsse

ZUBEREITUNG:

1. Fenchel putzen, in grobe Stücke schneiden und im Mixtopf 8 Sek./Stufe 5 zerkleinern.
2. Olivenöl, Salz und Pfeffer zugeben, 2 Min./Varoma/Linkslauf/Stufe 0,5 dünsten.
3. Äpfel schälen und vierteln. Das Kerngehäuse entfernen.
4. Fenchel in eine Schüssel umfüllen.
5. Apfelspalten im Mixtopf 5 Sek/Stufe 5 zerkleinern.
6. Limettensaft, Erythrit und Senf zufügen, ebenfalls 2 Min./Varoma/Linkslauf/Stufe 0,5 dünsten.
7. Äpfel unter den Fenchel mischen.
8. Walnüsse hacken und Salat damit bestreuen.

Erdbeer–Spargel–Salat

Für 2 Portionen

Pro Portion: 138 kcal/ 9,9 g KH/ 7,4 g P/ 6,2 g F/

ZUTATEN:

Für die Vinaigrette:

- 50 g Wasser
- 50 g Tafelessig
- 1 TL Xylit
- 1 TL Olivenöl
- ¼ TL Salz
- 1 Prise Pfeffer
- ½ TL getrocknetes Basilikum

Für den Salat:

- ½ TL Salz
- 250 g weißer Spargel
- 250 g grüner Spargel
- 125 g Erdbeeren
- 100 g Rucola
- 1 EL geröstete Pinienkerne

ZUBEREITUNG:

1. Zuerst die Vinaigrette herstellen. Dafür Wasser, Balsamicoessig und Xylit im Mixtopf 10 Min./Varoma/Stufe 1 mit Gareinsatz als Spritzschutz kochen.
2. In der Zwischenzeit den weißen Spargel komplett, den grünen nur etwa die unteren 5 cm schälen. Spargel im Varoma verteilen. Die Luftschlitze dabei offen lassen.
3. Nach dem Kochen der Vinaigrette siehe Punkt 1 Öl, Gewürze und Basilikum zufügen. 20 Sek./Stufe 2,5 vermischen und umfüllen.
4. Mixtopf säubern. Wasser und Salz einfüllen
5. Varoma mit Spargel aufsetzen, 25 Min./Varoma/Stufe 1 garen.
6. Erdbeeren und Rucola putzen und gründlich waschen. Erdbeeren in feine Scheiben schneiden.
7. Spargelstangen mit Rucola und Erdbeeren auf zwei Tellern anrichten.
8. Vinaigrette darüber gießen und mindestens 30 Min. ziehen lassen.

Griechischer Bohnensalat

Für 2 Portionen

Pro Portion: 144 kcal/ 13,2 g KH/ 9,8 g P/ 4,3 g F/

ZUTATEN:

- 300 g grüne Stangenbohnen
- 500 g Gemüsebrühe
- 1 Zwiebel
- 1 Knoblauchzehe
- 4 schwarze, entsteinte Oliven
- 20 g getrocknete, in Öl eingelegte Tomaten
- 50 g fettarmen Feta-Käse
- 2 EL Tafelessig
- 1 TL süßer Senf
- ½ TL Erythrit
- Salz, Pfeffer
- 1 EL Kräuter nach Wunsch, z.B. Petersilie, Basilikum, Thymian, Oregano

ZUBEREITUNG:

1. Bohnen putzen, waschen, in etwa 5 cm lange Stücke schneiden, in den Varoma legen.
2. Gemüsebrühe in den Mixtopf gießen. Bohnen 25 Min./Varoma/Stufe 1 garen.
3. In der Zwischenzeit Zwiebel und Knoblauchzehe schälen. Zwiebel in Ringe schneiden.
4. Oliven und Tomaten abtropfen lassen. Öl der Tomaten dabei auffangen.
5. Tomaten und Fetakäse grob zerkleinern.
6. Bohnen, wenn sie gar sind, abtropfen und abkühlen lassen.
7. Gemüsebrühe aus dem Mixtopf gießen und anderweitig verwenden.
8. Knoblauch im Mixtopf 5 Sek./Stufe 5 zerkleinern. Mit dem Spatel nach unten schieben.
9. Tomaten, Balsamicoessig, Senf, Erythrit, Salz, Pfeffer und Kräuter zufügen. Dann 10 Sek./Stufe 3 verrühren.
10. Alles in einer Schüssel miteinander vermischen.
11. Mindestens 30 Min. durchziehen lassen.

Rucola-Salat

Für 2 Portionen

Pro Portion: 140 kcal/ 9 g KH/ 5 g P/ 8,1 g F/

ZUTATEN:

- 200 g Rucola
- 75 g Basilikum
- 1 Knoblauchzehe
- 1 EL Olivenöl
- 2 EL Essig z. B. Balsamico
- 1 TL Honig
- ½ TL Senf mittelscharf
- 1 EL Wasser
- Salz, Pfeffer
- 1 EL Sonnenblumenkerne

ZUBEREITUNG:

1. Rucola und Basilikum putzen, waschen, trockenschleudern oder abtropfen lassen und in eine Salatschüssel geben.
2. Knoblauch schälen, im Mixtopf 3 Sek./Stufe 5 zerkleinern.
3. Öl, Essig, Honig, Senf, Wasser mit Salz und Pfeffer hinzufügen und alles 10 Sek./Stufe 4 mixen.
4. Dressing zusammen mit den Sonnenblumenkernen zum Salat geben und gut vermengen, dann mind. 10 Min. ziehen lassen.

Warmer Asia-Gemüsesalat

Für 2 Portionen

Pro Portion: 161 kcal/ 9,4 g KH/ 7,7 g P/ 7,4 g F/

ZUTATEN:

- 1 Karotte
- 2 Stangen Staudensellerie
- 1 Paprika rot
- 1 TL Sesamöl
- 200 g Champignons
- 200 g Bambussprossen
- Salz, Pfeffer
- 2 EL Sojasauce
- 2 EL Essig
- ½ TL Erythrit
- 2 Stängel frische Petersilie
- 1 TL Sesamkörner

ZUBEREITUNG:

1. Gemüse putzen, waschen, grob zerkleinern.
2. Karotten-, Sellerie- und Paprikastücke im Mixtopf 5 Sek./Stufe 4 grob zerkleinern. Mit dem Spatel nach unten schieben.
3. Sesamöl zufügen. 5 Min./Varoma/Linsklauf/Stufe 1 dünsten.
4. Sesamkörner in einer beschichteten Pfanne ohne weitere Fettzugabe rösten und abkühlen lassen.
5. Champignons, Bambussprossen und Sojasauce zum Gemüse geben. Dann 3 Min./Varoma/Linkslauf/Stufe 1 mitdünsten.
6. Petersilie waschen, grob hacken.
7. Salat mit Essig abschmecken und mit Petersilie und Sesamkörner bestreuen.

Hauptspeisen vegetarisch

Sauerkrauteintopf mit weißen Bohnen

Für 2 Portionen

Pro Portion: 423 kcal/ 39,6 g KH/ 23,3 g P/ 10 g F/

ZUTATEN:

- 1 grüne Paprikaschote
- 1 Zwiebel
- 1 EL Olivenöl
- 1 Dose gehackte Tomaten (400 g)
- 500 g Sauerkraut
- 200 g Gemüsebrühe
- 1 TL Paprikapulver edelsüß
- 1 Glas Bohnen, weiß 490 g

ZUBEREITUNG:

1. Paprika waschen, abtrocknen, entkernen und in grobe Stücke schneiden.
2. Zwiebel schälen, halbieren und zusammen mit Paprikastücken 5 Sek/Stufe 5 im Mixtopf hacken.
3. Öl hinzufügen und 3 Min./Varoma/Linkslauf/Stufe 0,5 andünsten.
4. Tomaten dazugeben, 4 Sek./Stufe 3 vermischen.
5. Sauerkraut, Gemüsebrühe und Paprikapulver hinzufügen und 25 Min./100°C/Linkslauf/ Stufe 1 garen.
6. Bohnen hinzufügen und 5 Min./100°C/Linkslauf/Stufe 1 fertig köcheln lassen.

Gemüseauflauf

Für 2 Portionen

Pro Portion: 174 kcal/ 13,3 g KH/ 12,2 g P/ 3,1 g F/

ZUTATEN:

- 100 g frische Champignons
- 300 g Brokkoliröschen
- 400 g Blumenkohlröschen
- 500 g Gemüsebrühe
- Pizzagewürz

Für die Soße:

- 1 Knoblauchzehe
- 100 g fettarmer Frischkäse
- 50 g fettreduzierte Kochsahne 7%
- Salz, Pfeffer, Muskatnuss gemahlen

ZUBEREITUNG:

1. Gemüse putzen, waschen, in Scheiben und Röschen schneiden und in den Varoma geben.
2. Gemüsebrühe in den Mixtopf gießen. Varoma aufsetzen und verschließen. Das Gemüse 20 Min./Varoma/Stufe 1 garen.
3. Backofen auf 180°C Umluft vorheizen. Eine Auflaufform fetten.
4. Das gegarte Gemüse in die Auflaufform umfüllen und mit Pizzagewürz vermischen. Gemüsebrühe aus dem Mixtopf gießen und anderweitig verwenden.
5. Knoblauchzehe pressen und zusammen mit Frischkäse, Kochsahne und Gewürzen in den Mixtopf geben. Erst 30 Sek./Stufe 3 verrühren, dann 4 Min./80°C/Stufe 2 erhitzen.
6. Soße nochmals mit den Gewürzen abschmecken und über das Gemüse gießen.
7. Auflauf etwa 20 Min. im Ofen backen.

Edamame Falafeln

Für 2 Portionen

Pro Portion: 403 kcal/ 13,3 g KH/ 30,1 g P/ 24,7 g F/

ZUTATEN:

- 250 g Edamame Bohnen (TK)
- ½ Bund Petersilie
- 1 Knoblauchzehe
- 1 Zwiebel
- 2 EL Zitronensaft
- 1 Ei
- 1 ½ EL Vollkornmehl
- Salz
- 1 EL Olivenöl

ZUBEREITUNG:

1. Edamame Bohnenkerne auftauen lassen.
2. Backofen auf 180 °C Umluft vorheizen..
3. Petersilie, trocken schütteln und kleiner zupfen. Im Mixtopf 5 Sek./Stufe 7 hacken.
4. Knoblauch und Zwiebeln schälen, halbieren, in den Mixtopf hinzufügen und 5 Sek./ Stufe 5 zerkleinern.
5. Restliche Zutaten, bis auf das Öl, in den Mixtopf hinzufügen, alles mit dem Spatel nach unten schieben und 5 Sek./Stufe 8 zerkleinern.
6. Aus der Masse Bällchen formen und auf ein Backblech mit Backpapier legen.
7. Öl auf die Falafeln streichen und im Ofen ca. 35-40 Min. backen, zwischendurch einmal wenden.

Spargel-Blumenkohl-Risotto

Für 2 Portionen

Pro Portion: 189 kcal/ 9,7 g KH/ 12 g P/ 9,7 g F/

ZUTATEN:

- 20 g Parmesan
- 400 g Blumenkohl
- 300 g Spargel
- 600 g Gemüsebrühe
- 1 Frühlingszwiebel
- 4 Kirschtomaten
- 1 TL Butter
- Salz, Pfeffer

ZUBEREITUNG:

1. Parmesan in den Mixtopf geben und 5 Sek./Stufe 8 zerkleinern, dann in eine Schüssel umfüllen.
2. Blumenkohl putzen, in Röschen teilen und im Mixtopf 5 Sek./Stufe 6 klein hacken, dann umfüllen.
3. Spargel schälen, putzen und in etwa 2 cm lange Stücke schneiden.
4. Gemüsebrühe und Spargel in den Mixtopf füllen und 15 Min./100°C/Linkslauf/Stufe 1 garen.
5. Frühlingszwiebel putzen und in Ringe schneiden.
6. Tomaten waschen, abtrocknen und kleiner schneiden.
7. Blumenkohlreis, Frühlingszwiebeln, Tomaten und Butter hinzufügen und in 5 Min./ 100°C/Linkslauf/Stufe 1 fertig garen. Mit Salz und Pfeffer abschmecken.

Gemüse-Buchweizen-Mix

Für 2 Portionen

Pro Portion: 341 kcal/ 64 g KH/ 10,7 g P/ 4,7 g F/

ZUTATEN:

- 300 g Zucchini
- 1 rote Paprika
- 1 Zwiebel
- 1 TL Olivenöl
- 150 g Buchweizen
- ½ TL Kurkuma
- 500 g Gemüsebrühe
- Salz, Pfeffer
- 1 EL Petersilie gehackt

ZUBEREITUNG:

1. Zucchini und Paprika waschen und abtrocknen. Paprika entkernen, beides in grobe Stücke schneiden.
2. Zwiebel abziehen und zusammen mit Zucchini und Paprika in den Mixtopf geben, 5 Sek./Stufe 4 hacken.
3. Olivenöl dazugeben, 2 Min./Varoma/Stufe 1 andünsten.
4. Buchweizen in ein Sieb geben und mit lauwarmen Wasser durchspülen, dann abtropfen lassen. In den Mixtopf hinzufügen und 1 Min./Varoma/Linkslauf/Stufe 1 mitdünsten.
5. Gemüsebrühe dazugeben und 15 Min./100°C/Linkslauf/Stufe 1 köcheln lassen. Dann mit Salz, Pfeffer und Petersilie abschmecken.

Buchweizenbratlinge

Für 6 Bratlinge

Pro Stück: 170 kcal/ 31,2 g KH/ 6,2 g P/ 5,5 g F/

ZUTATEN:

- 1 Knoblauchzehe
- 1 Zwiebel
- 250 g Wasser
- 190 g Buchweizen
- 1 Ei
- 1 EL Sojasoße
- 1 TL Tomatenmark
- 1 TL Salz
- 80 g Vollkornmehl
- 1 EL Petersilie gehackt
- Öl zum Braten

ZUBEREITUNG:

1. Knoblauch und Zwiebel schälen, halbieren, dann 5 Sek/Stufe 5 hacken.
2. Wasser und Buchweizen hinzufügen. Erst 3 Sek./Stufe 8 vermischen, dann 4 Min./Varoma/Stufe 1 erhitzen.
3. Alles für circa 5 Minuten quellen lassen.
4. Alle anderen Zutaten hinzufügen und 5 Sek./Stufe 3 vermischen.
5. Mit feuchten Händen Bratlinge formen und dann nach und nach in der Pfanne ausbacken.

Chicorée-Karotten-Gemüse

Für 2 Portionen

Pro Portion: 87 kcal/ 8,4 g KH/ 3,2 g P/ 2,9 g F/

ZUTATEN:

- 2 Chicorées (ca. 300 g)
- 2 Karotten (ca. 200 g)
- 1 TL Olivenöl
- 150 g Gemüsebühe
- 1 TL Sojasauce
- Salz, Pfeffer

ZUBEREITUNG:

1. Chicorée waschen und in Streifen schneiden.
2. Karotten schälen und in Stücke schneiden. In den Mixtopf geben und 4 Sek./Stufe 5 zerkleinern.
3. Öl hinzufügen und 3 Min./Varoma/Linkslauf/Stufe 0,5 andünsten.
4. Chicorée und Gemüsebrühe in den Mixtopf hinzufügen und 7 Min./100°C/ Linkslauf/Stufe 1 garen.
5. Mit Sojasauce und Gewürzen abschmecken.

Grünkohleintopf

Für 2 Portionen

Pro Portion: 216 kcal/ 23 g KH/ 13,2 g P/ 4,7 g F/

ZUTATEN:

- 1 Zwiebel
- 1 TL Olivenöl
- 200 g Kartoffeln
- 500 g Grünkohl (oder TK, aufgetaut)
- 500 g Gemüsebrühe
- Salz, Pfeffer

ZUBEREITUNG:

1. Zwiebel schälen, halbieren in den Mixtopf geben und 5 Sek./Stufe 5 zerkleinern.
2. Öl hinzufügen, 2,5 Min./100°C/Stufe 2 dünsten.
3. Währenddessen Kartoffeln waschen, schälen und würfeln, dann ins Garkörbchen geben.
4. Grünkohl putzen oder auftauen. Dann zusammen mit Gemüsebrühe, Salz und Pfeffer in den Mixtopf geben, Garkörbchen einsetzen und alles 35 Min./Varoma/Linkslauf/Stufe 1 garen.
5. Kartoffeln vom Garkörbchen zum Grünkohl umfüllen und 4 Min./100°C/Linkslauf/St. 1 fertigkochen. Dann nochmals abschmecken.

Kichererbsen-Curry mit Blumenkohlreis

Für 2 Portionen

Pro Portion: 359 kcal/ 30,7 g KH/ 14,5 g P/ 16,4 g F/

ZUTATEN:

- 1 Blumenkohl (ca. 400 g)
- 1 Zwiebel
- 1 TL Olivenöl
- 1 rote Paprikaschote
- 1 Dose Kichererbsen, 530 g
- 1 TL Kurkuma
- 1 Dose gehackte Tomaten (400 g)
- 200 g Kokosmilch
- 200 g Gemüsebrühe

ZUBEREITUNG:

1. Blumenkohl putzen, in Röschen teilen und im Mixtopf 2 Sek./Stufe 5 zerkleinern. Dann umfüllen.
2. Zwiebel schälen, halbieren, dann 5 Sek/Stufe 5 hacken.
3. Öl hinzufügen und 3 Min./Varoma/Linkslauf/Stufe 0,5 andünsten.
4. Paprika waschen, entkernen und in groben Stücken in den Mixtopf hinzufügen, 3 Sek./Stufe 4 hacken.
5. Kichererbsen, Kurkum, gehackte Tomaten, Kokosmilch und Gemüsebrühe hinzufügen und 7 Min./100°C/Linkslauf/Stufe 1 köcheln lassen.
6. Blumenkohlreis hinzufügen und 3 Min./90°C/Linkslauf/Stufe 1 erwärmen, dann genießen.

Kräuter-Frittata

Für 2 Portionen

Pro Portion: 147 kcal/ 2,7 g KH/ 10,8 g P/ 10,1 g F/

ZUTATEN:

- 1 kleiner Bund Schnittlauch
- 30 g Petersilie
- 2 Stängel Basilikum
- 1 Knoblauchzehe
- 1 Schalotte
- 6 Eier
- Salz, Pfeffer
- Muskatnuss gemahlen
- EL Olivenöl

ZUBEREITUNG:

1. Kräuter waschen und trocken schütteln. Schnittlauch in Röllchen schneiden.
2. Knoblauch und Schalotte schälen, halbieren in den Mixtopf geben und 5 Sek./Stufe 5 zerkleinern.
3. Petersilie und Basilikum hinzufügen und 5 Sek./Stufe 5 hacken.
4. Eier und Gewürze hinzufügen und alles 5 Sek./Stufe 4 vermischen.
5. Öl in einer Pfanne erhitzen, Eiermasse hinzufügen und bei milder Hitze in ca. 10 Min. stocken lassen.

Brokkoli mit Walnuss-Sauce

Für 2 Portionen

Pro Portion: 416 kcal/ 13,4 g KH/ 15,1 g P/ 30,8 g F/

ZUTATEN:

- 1 Brokkoli (ca. 500 g)
- 60 g Walnüsse
- 1 Knoblauchzehe
- 1 Zwiebel
- 1 EL Olivenöl
- 300 ml Gemüsebrühe
- 100 g Kochsahne, 7 %
- Salz, Pfeffer

ZUBEREITUNG:

1. Brokkoli putzen und in Salzwasser bissfest garen.
2. Währenddessen Walnüsse in den Mixtopf geben und 5 Sek./Stufe 7 zerkleinern, dann umfüllen.
3. Knoblauch und Zwiebel schälen, halbieren, dann 5 Sek/Stufe 5 hacken.
4. Öl hinzufügen und 3 Min./Varoma/Linkslauf/Stufe 0,5 andünsten.
5. Nüsse, Gemüsebrühe und Sahne hinzufügen und 5 Min./100°C/Stufe 2 köcheln lassen. Dann mit Salz und Pfeffer abschmecken.
6. Brokkoli mit Walnuss-Sauce genießen.

Brokkolitaler

Für 2 Portionen

Pro Portion: 391 kcal/ 6,4 g KH/ 22,6 g P/ 30 g F/

ZUTATEN:

- 60 g Mandeln, blanchiert
- 50 g Parmesan
- 250 g Brokkoli
- 1 Ei
- Salz, Pfeffer
- 1 EL Olivenöl

ZUBEREITUNG:

1. Backofen auf 180°C Ober-/Unterhitze einstellen und vorheizen.
2. Mandeln und Parmesan im Mixtopf 10 Sek./Stufe 10 zerkleinern, dann umfüllen.
3. Brokkoli in den Mixtopf geben und 4 Sek/Stufe 4 kleiner hacken.
4. Ei, Parmesan-Mandel-Mix, Salz und Pfeffer hinzufügen und 1,5 Min./Teigstufe vermengen.
5. Aus der Masse Taler formen und auf ein mit Backpapier ausgelegtes Backblech geben. Mit Olivenöl bestreichen.
6. Im Ofen ca. 20 Min. backen.

Vegetarische Bolognese-Sauce mit Zoodles

Für 2 Portionen

Pro Portion: 162 kcal/ 19 g KH/ 8,6 g P/ 4,5 g F/

ZUTATEN:

- 1 Zwiebel
- 1 Knoblauchzehe
- 100 g Staudensellerie
- 50 g Karotten
- 1 TL Öl
- 1 EL Tomatenmark
- 1 Dose Pizzatomaten
- 1 kleine Dose Champignons
- 1 TL mittelscharfer Senf
- Salz, Pfeffer, Majoran, Thymian
- 1 große Zucchini

ZUBEREITUNG:

1. Gemüse putzen, waschen, in grobe Stücke schneiden und danach im Mixtopf 8 Sek./Stufe 5 zerkleinern. Mit dem Spatel nach unten schieben.
2. Öl hinzufügen, 2,5 Min./100°C/Stufe 2 dünsten.
3. Tomatenmark zugeben, 1 Min./100°C/Stufe 2 andünsten.
4. Pizzatomaten und Champignons (abgetropft) zusammen mit Gewürzen einfüllen, dann 7 Min./90°C/Linkslauf/Stufe 2 köcheln lassen.
5. Zucchini waschen und zu Zucchininudeln schneiden.
6. Sauce nochmals abschmecken und mit Zucchininudeln genießen.

Grüne Bohnen-Kartoffel-Eintopf

Für 2 Portionen

Pro Portion: 182 kcal/ 23 g KH/ 6,1 g P/ 4,9 g F/

ZUTATEN:

- 1 Knoblauchzehe
- 1 Schalotte
- 1 EL Olivenöl
- 500 g Gemüsebrühe
- 200 g Kartoffeln
- 400 g grüne TK-Bohnen, aufgetaut oder frische
- Salz, Pfeffer, Thymian

ZUBEREITUNG:

1. Knoblauch und Schalotte schälen, halbieren in den Mixtopf geben und 5 Sek./Stufe 5 zerkleinern.
2. Öl hinzufügen, 2,5 Min./100°C/Stufe 2 dünsten.
3. Restliche Zutaten hinzufügen und 15 Min./100°C/Linkslauf/Stufe 1 fertig garen.
4. Mit Gewürzen nochmals abschmecken.

Grünkohl-Kichererbsen-Eintopf

Für 2 Portionen

Pro Portion: 324 kcal/ 35,6 g KH/ 13,6 g P/ 10,8 g F/

ZUTATEN:

- 1 Zwiebel
- 1 EL Olivenöl
- 200 g Kartoffeln
- 1 TL Kurkuma
- 600 g Gemüsebrühe
- 1 Dose Kichererbsen (220 g Abtropf-gewicht
- Salz, Pfeffer
- 1 EL Petersilie gehackt

ZUBEREITUNG:

1. Zwiebel schälen, halbieren, dann 5 Sek/Stufe 5 hacken.
2. Öl hinzufügen und 3 Min./Varoma/Linkslauf/Stufe 0,5 andünsten.
3. Grünkohl waschen, trocken schütteln, in den Mixtopf hinzufügen und 5 Sek./Stufe 4 zerkleinern.
4. Kartoffeln schälen, in Würfel schneiden und in den Mixtopf hinzufügen.
5. Restliche Zutaten hinzufügen und 10 Min./100°C/Linkslauf/Stufe 1 köcheln lassen.
6. Kichererbsen dazugeben und in 5 Min./100°C/Linkslauf/Stufe 1 fertig kochen.
7. Mit Salz, Pfeffer und Petersilie abschmecken.

Eintopf mit weißen Bohnen

Für 2 Portionen

Pro Portion: 279 kcal/ 30,2 g KH/ 16,1 g P/ 7 g F/

ZUTATEN:

- 1 Knoblauchzehe
- 1 Schalotte
- 1 EL Olivenöl
- 1 EL Tomatenmark
- 4 Dose stückige Tomaten (400 g)
- 150 g Gemüsebrühe
- 400 g weiße Bohnen aus der Dose
- Salz, Pfeffer
- 1 TL Paprikapulver
- 1 EL frisch gehackte Petersilie

ZUBEREITUNG:

1. Knoblauch und Schalotte schälen, halbieren in den Mixtopf geben und 5 Sek./Stufe 5 zerkleinern.
2. Öl und Tomatenmark hinzufügen, 2,5 Min./100°C/Stufe 2 andünsten.
3. Restliche Zutaten hinzufügen und 10 Min./100°C/Linkslauf/Stufe 1 fertig garen.
4. Mit Gewürzen nochmals abschmecken.

Hauptspeisen mit Fleisch

Apfel-Gulasch

Für 2 Portionen

Pro Portion: 263 kcal/ 23,7 g KH/ 22,4 g P/ 9,6 g F/

ZUTATEN:

- 2 große Zwiebeln
- 1 EL Olivenöl
- 200 g Gulasch vom Schwein
- 500 g Gemüsebrühe
- Salz, Pfeffer
- 1 EL Currypulver
- 2 Äpfel, hart, z. B. Elstar

ZUBEREITUNG:

1. Zwiebeln schälen, halbieren und im Mixtopf 10 Sek./Stufe 5 zerkleinern.
2. Öl zufügen, 3 Min./Varoma/Linkslauf/Stufe 1 andünsten.
3. Fleisch hinzufügen und 5 Min./Varoma/Linkslauf/Stufe 1 mitdünsten.
4. Gemüsebrühe und Gewürze hinzufügen und 30 Min./100°C/Linkslauf/Stufe 1 köcheln lassen.
5. Äpfel waschen, schälen, entkernen und würfeln. In den Mixtopf hinzufügen und alles in 10 Min./100°C/Linkslauf/Stufe 1 fertigkochen.
6. Mit den Gewürzen abschmecken.

Kürbis-Topf mit Hackfleisch und weißen Bohnen

Für 4 Portionen

Pro Portion: 496 kcal/ 35,1 g KH/ 25,9 g P/ 23,8 g F/

ZUTATEN:

- 400 g Butternutkürbis
- 1 Karotte
- 100 g Blattspinat, frisch
- 1 Zwiebel
- 150 g Hackfleisch vom Schwein
- 1 EL Olivenöl
- 800 g Gemüsebrühe
- 1 Glas Bohnen, weiß, kleines Glas
- Salz, Pfeffer, Kurkuma

ZUBEREITUNG:

1. Kürbis schälen und Fruchtfleisch in Würfel schneiden.
2. Karotte schälen und in Scheiben schneiden.
3. Spinat putzen, waschen und in Streifen schneiden.
4. Zwiebel schälen, halbieren, dann 5 Sek/Stufe 5 hacken.
5. Öl und Hackfleisch hinzufügen und 5 Min./Varoma/Linkslauf/Stufe 0,5 andünsten.
6. Kürbis und Karotte zusammen mit Gemüsebrühe hinzufügen und alles 20 Min./100°C/Linkslauf/Stufe 1 köcheln lassen.
7. Bohnen abtropfen lassen und zusammen mit Spinat in den Mixtopf geben, dann in 5 Min./100°C/Linkslauf/Stufe 1 fertigkochen.
8. Mit Gewürzen abschmecken.

Bohnen mit Schinkenmantel

Für 2 Portionen

Pro Portion: 184 kcal/ 6,3 g KH/ 21,1 g P/ 7,1 g F/

ZUTATEN:

- 300 g frische grüne lange Bohnen
- Salz
- 500 g Wasser
- 6 Scheiben Hinterkochschinken (ca. 180 g)
- 1 EL Olivenöl
- 1 TL getrocknetes Bohnenkraut oder anderes getrocknetes Kraut wie z. B. Thymian

ZUBEREITUNG:

1. Bohnen waschen und putzen, dann im Varoma verteilen.
2. Wasser und 1 TL Salz in den Mixtopf geben, Varoma mit Bohnen aufsetzen und 15 Min./Varoma/Stufe 1 garen.
3. Varoma abnehmen und die Bohnen abkühlen lassen. Dann zu mehreren Päckchen zusammenfassen und mit Schinken eng umwickeln.
4. Öl und Bohnenkraut in einer Pfanne erhitzen und die Bohnenpäckchen darin andünsten.

Hauptspeisen mit Geflügel

Brokkoli-Hähnchen-Topf

Für 2 Portionen

Pro Portion: 297 kcal/ 8,5 g KH/ 38,8 g P/ 10,4 g F/

ZUTATEN:

- 400 g Brokkoli
- 1 Zwiebel
- 1 TL Öl
- 500 g Gemüsebrühe
- 250 g Hähnchenbrustfilet
- 50 g Schmand
- 1 TL Mandelmehl
- Salz, Pfeffer

ZUBEREITUNG:

1. Brokkoli in Röschen zerkleinern, waschen und im Varomabehälter verteilen.
2. Zwiebel schälen, halbieren und im Mixtopf 5 Sek./Stufe 5 zerkleinern. Mit dem Spatel wieder nach unten schieben.
3. Öl hinzufügen und alles 2,5 Min./100°C/Stufe 1 dünsten.
4. Gemüsebrühe zugießen. Varomabehälter aufsetzen.
5. Hähnchenfleisch waschen, trocken tupfen, würfeln, salzen und pfeffern, im Varoma-Einlegeboden verteilen.
6. Varoma verschließen und 25 Min./Varoma/Stufe 1 garen.
7. Brokkoli und Hähnchenfleisch in eine Schüssel geben und warmhalten.
8. Schmand und Mandelmehl zur Gemüsebrühe geben. Erst 5 Sek./Stufe 5 unterrühren, dann 3 Min./100°C/Stufe 2 aufkochen.
9. Brokkoli und Hähnchenfleisch untermischen. Nochmals abschmecken und servieren.

Chinapfanne

Für 2 Portionen

Pro Portion: 372 kcal/ 23,5 g KH/ 42,9 g P/ 9,7 g F/

ZUTATEN:

- 250 g Hähnchenbrustfilets
- 3 EL Sojasauce
- 1 Zwiebel
- 1 TL Öl
- 500 g Gemüsebrühe
- 400 g Erbsen-Karotten-Mischgemüse (TK)
- 200 g Sojasprossen
- Salz, Pfeffer
- 60 g saure Sahne

ZUBEREITUNG:

1. Hähnchenfleisch in Streifen schneiden. Fleischstreifen und Sojasauce in einen Gefrierbeutel geben. Alles gut durchkneten und das Fleisch dadurch marinieren.
2. Zwiebel schälen, vierteln und im Mixtopf 5 Sek./Stufe 5 zerkleinern.
3. Öl zufügen, 3 Min./100°C/Linkslauf/Stufe 1 dünsten.
4. Fleisch zugeben, 5 Min./120°C/Linkslauf/Sanftrührstufe mitdünsten.
5. Gemüsebrühe in den Mixtopf gießen.
6. Mischgemüse und Sojasprossen im Varoma verteilen.
7. Varoma aufsetzen, verschließen, 25 Min./Varoma/Linkslauf/Stufe 1 garen. Varoma beiseite stellen.
8. Salz, Pfeffer und saure Sahne zur Gemüsebrühe in den Mixtopf geben und alles 2 Min./90°C/Linkslauf/Stufe 1 köcheln lassen.
9. Gemüse aus dem Varoma mit der Fleischmischung im Mixtopf 15 Sek./Linkslauf/ Sanftrührstufe vermischen.

Quinoa-Grünkohl-Hähnchen-Pot

Für 2 Portionen

Pro Portion: 352 kcal/ 40,2 g KH/ 33 g P/ 5 g F/

ZUTATEN:

- 100 g Quinoa
- 80 g Grünkohl
- 200 g Hähnchenbrust
- 2 Tomaten
- 1 rote Paprikaschote
- 900 g Gemüsebrühe
- 1 TL Kurkuma
- Salz, Pfeffer

ZUBEREITUNG:

1. Quinoa in das Garkörbchen geben, durchspülen und abtropfen lassen.
2. Grünkohl putzen und in grobe Streifen schneiden.
3. Hähnchen in Stücke schneiden.
4. Tomaten und Paprika waschen und abtrocknen, Paprika entkernen, alles in grobe Stücke schneiden.
5. Gemüsebrühe, Quinoa und Kurkuma in den Mixtopf geben.
6. Hähnchen, Tomaten, Paprika und Grünkohl in den Varomabehälter geben.
7. Varomabehälter auf den geschlossenen Mixtopf setzen und 15 Min./Varoma/Linkslauf/Stufe 0,5 garen.
8. Quinoa abseihen, etwas Garflüssigkeit auffangen.
9. Quinoa zurück in den Mixtopf geben und mit den restlichen Zutaten 3 Min./90°C/Linkslauf/Stufe 1 vermischen, evtl. noch etwas Garflüssigkeit unterheben.
10. Mit Salz und Pfeffer abschmecken.

Hauptspeisen mit Fisch

Rotbarsch auf Gemüse

Für 2 Portionen

Pro Portion: 201 kcal/ 8 g KH/ 26,4 g P/ 5 g F/

ZUTATEN:

- 2 Rotbarschfilets à 150 g (TK)
- 250 g Karotten
- 75 g Knollensellerie
- 75 g Zucchini
- Salz, Pfeffer, Saft einer Zitrone
- 1 EL frische Kräuter gehackt z.B. Petersilie, Schnittlauch
- 500 g Gemüsebrühe

ZUBEREITUNG:

1. Fischfilets auftauen lassen. Ein Blatt Backpapier auf die Grüße des Varoma-Einlegebodens zuschneiden.
2. Karotten, Sellerie und Zucchini waschen, tlw. schälen und danach in etwa 4 – 5 cm lange Streifen schneiden. Gemüse gleichmäßig im Varoma verteilen.
3. Fisch kalt abbrausen, mit einem Küchenkrepp trocken tupfen. Rundum salzen, pfeffern und mit Zitronensaft beträufeln.
4. Fisch auf das Backpapier im Einlegeboden legen.
5. Gemüsebrühe in den Mixtopf gießen. Varoma mit Einlegeboden aufsetzen, verschließen und 25 Min./Varoma/Stufe 1 garen.
6. Mit Kräutern bestreut servieren.

Fischcurry

Für 4 Portionen

Pro Portion: 432 kcal/ 12,7 g KH/ 22,6 g P/ 30,3 g F/

ZUTATEN:

- 1 Zwiebel
- 200 g Karotten
- 1 EL Olivenöl
- 100 g Lauch/Porree
- 200 g Kokosmilch
- 500 g Gemüsebrühe
- Salz, Pfeffer
- 1 TL Kurkuma
- 200 g Seelachsfilet

ZUBEREITUNG:

1. Zwiebel schälen und halbieren.
2. Karotten schälen und grob stückeln. Zusammen mit Zwiebel in den Mixtopf geben und 5 Sek./Stufe 4 zerkleinern.
3. Öl hinzufügen und 3 Min./Varoma/Linkslauf/Stufe 0,5 andünsten.
4. Lauch putzen und in Scheiben schneiden, dann in den Mixtopf hinzufügen.
5. Restliche Zutaten, bis auf den Fisch, hinzufügen und 10 Min./100°C/Linkslauf/Stufe 1 köcheln lassen.
6. Fisch säubern, in grobe Würfel schneiden und in den Mixtopf hinzugeben. Dann in 5 Min./100°C/Linkslauf/Stufe 1 fertig garen.
7. Mit Gewürzen abschmecken.

Seelachsfilet mit Quinoa-Lauch-Mix

Für 2 Portionen

Pro Portion: 359 kcal/ 34,3 g KH/ 31,8 g P/ 9,2 g F/

ZUTATEN:

- 1 EL geröstete Erdnüsse
- 750 g Wasser
- Salz, Pfeffer
- 150 g Lauch/Porree
- 100 g Quinoa
- 2 Seelachsfilets (insgesamt 250 g)
- 2 EL Zitronensaft
- 1 TL Olivenöl
- 1 EL frische Kräuter gehackt z.B. Petersilie, Schnittlauch

ZUBEREITUNG:

1. Erdnüsse in den Mixtopf geben und 3 Sek./Stufe 4 zerkleinern, dann umfüllen.
2. 750 g Wasser und etwas Salz in den Mixtopf geben und 5 Min./Varoma/Stufe 2 zum Kochen bringen.
3. Lauch putzen und in kleine Röllchen schneiden, dann im Varomabehälter verteilen.
4. Quinoa in den Mixtopf zum Salzwasser geben, Varoma mit Lauch aufsetzen und 12 Min./Varoma/Linkslauf/Stufe 2 garen.
5. In der Zwischenzeit Fischfilets abspülen und trocken tupfen, dann mit Zitronensaft beträufeln und mit Salz und Pfeffer würzen.
6. Öl in einer Pfanne erhitzen und Fischfilets von beiden Seiten durchbraten.
7. Quinoa aus dem Mixtopf abgießen, dann zurück in den Mixtopf geben, Lauch, Erdnüsse und Kräuter hinzufügen, 10 Sek./Linkslauf/Stufe 2 durchmischen und mit Salz und Pfeffer abschmecken. Dann mit gebratenen Fischfilets servieren.

Backen

Knuspriges Ofen-Baguette

Für 2 Baguettes/ca. 16 Scheiben

Pro Scheibe: 180 kcal/ 3,3 g KH/ 11 g P/ 12,8 g F/

ZUTATEN:

- 100 g Sonnenblumenkerne
- 200 g Mandeln
- 50 g Chiasamen
- 2 EL Flohsamenschalen
- 1 TL Natron
- 500 g Magerquark
- 5 Eier

Optional:

- 1 Eigelb
- Körner zum Bestreuen

ZUBEREITUNG:

---

1. Backofen auf 180°C Umluft vorheizen. Ein Backblech mit Backpapier auslegen.
2. Mandeln, Chia- und Flohsamenschalen in den Mixtopf geben und 20 Sek./Stufe 9 mahlen.
3. Natron und Sonnenblumenkerne einfügen und 10 Sek./Stufe 3 vermischen. In eine Schüssel umfüllen.
4. Eier im Mixtopf 15 Sek./Stufe 3 aufschlagen. Quark zufügen und 15 Sek./Stufe 3 unterrühren.
5. Trockene Zutaten hinzufügen und 20 Sek./Stufe 4 zu einem glatten Teig verrühren.
6. Teig in eine Schüssel füllen. 10 Min. zugedeckt quellen lassen.
7. Aus dem Teig zwei längliche Baguettes formen und nebeneinander mit etwas Abstand auf das Backblech legen. Nach Belieben mit Eigelb bestreichen und mit Körnern bestreuen.
8. Baguettes im heißen Ofen 30 – 35 Min. knusprig backen.

Buchweizen-Dinkel-Stangen mit Kräutern

Für 15 Stück

Pro Stück: 58 kcal/ 7,9 g KH/ 10 g P/ 15,9 g F/

ZUTATEN:

- 80 g Buchweizen
- 100 g Dinkelvollkornmehl
- 1 TL Salz
- 30 g Olivenöl
- 1 EL Petersilie gehackt

ZUBEREITUNG:

1. Backofen auf 180°C Ober-/Unterhitze vorheizen.
2. Buchweizen in den Mixtopf füllen und 20 Sek./Stufe 10 mahlen.
3. Restliche Zutaten hinzufügen und 2 Min./Knetstufe vermengen.
4. Hände bemehlen und aus dem Teig Stangen formen.
5. Backblech mit Backpapier auslegen. Teigstangen darauflegen und für 15-20 Min. im Ofen backen.

Zwiebelkuchen

Für 8 Portionen

Pro Portion: 149 kcal/ 4,3 g KH/ 14 g P/ 8,3 g F/

ZUTATEN:

- 500 g Zwiebeln
- 2 TL Butter
- 4 Eier
- 400 g fettarmer Hüttenkäse
- 100 g fettarmer geriebener Käse
- Salz, Pfeffer
- 1 EL gehackte Kräuter nach Wunsch
- ¼ TL Gemüsebrühpulver

ZUBEREITUNG:

1. Backofen auf 180°C Umluft vorheizen. Ein kleineres Backblech oder eine Auflaufform vorbereiten, fetten oder mit Backpapier auslegen.
2. Eier und Hüttenkäse in den Mixtopf geben und 15 Sek./Stufe 4 verrühren, danach umfüllen und Mixtopf säubern.
3. Zwiebeln schälen, vierteln und im Mixtopf 6 Sek./Stufe 5 zerkleinern. Mit dem Spatel nach unten schieben.
4. Butter hinzufügen. 4 Min./100°C/Linkslauf/Stufe 1 dünsten.
5. Nun Eier-Hüttenkäse-Gemisch, die Hälfte des geriebenen Käses, Gewürze und Kräuter zufügen und 15 Sek./Linkslauf/Stufe 2 verrühren.
6. Zwiebelmasse auf das Backblech streichen oder in die Auflaufform füllen und glatt streichen.
7. Restlichen Käse darüber streuen.
8. Zwiebelkuchen je nach Form etwa 25 – 40 Min. goldbraun backen.

Sonnenblumenkerne-Buchweizenbrot

Für 1 Brot/ ca. 18 Scheiben

Pro Scheibe: 180 kcal/ 19,7 g KH/ 6,6 g P/ 7,5 g F/

ZUTATEN:

- 150 g Buchweizen
- 350 g Wasser, lauwarm
- 1 Würfel Hefe
- 1 TL Honig
- 350 g Dinkelvollkornmehl
- 1 EL Salz
- 50 g Essig z. B. Balsamico bianco
- 120 g Sonnenblumenkerne
- 60 g Leinsamen geschrotet
- 60 g Sesamkörner

ZUBEREITUNG:

1. Buchweizen in den Mixtopf geben und 5 Sek./Stufe 10 mahlen.
2. Wasser, Hefe und Honig in den Mixtopf geben und 5 Sek./Stufe 3 verrühren.
3. Restliche Zutaten hinzufügen und 3 Min./Teigstufe verkneten.
4. Kastenform einfetten oder mit Backpapier auslegen und Teigmasse einfüllen, Teig abdecken und 1 Stunde ruhen lassen.
5. Backofen auf 180°C Umluft vorheizen.
6. Form in den Ofen geben und Brot für ca. 40 Minuten backen. In der Form etwas abkühlen lassen (ca. 15 Min.) und dann erst herausnehmen.
7. Form aus dem Ofen nehmen. Das Brot noch 15 Minuten ruhen lassen, ehe man es stürzen kann.

Aufstriche, Dips, Pesto, Dressing

Walnuss-Pesto

Für 10 Portionen

Pro Portion: 148 kcal/ 1,1 g KH/ 4,4 g P/ 13,9 g F/

ZUTATEN:

- 80 g Parmesan
- 80 g Walnusskerne
- 1 Knoblauchzehe
- 1 Bund Petersilie
- 70 g Olivenöl
- Salz, Pfeffer

ZUBEREITUNG:

1. Parmesan grob stückeln, in den Mixtopf geben und 10 Sek./Stufe 10 fein hacken
2. Walnusskerne in einer Pfanne ohne Öl leicht anrösten.
3. Knoblauch abziehen und halbieren.
4. Petersilie waschen, trocken schütteln und die Blätter abzupfen.
5. Walnusskerne, Knoblauch und Petersilie zusammen mit dem Öl in den Mixtopf geben, dann ca. 20 Sek./Stufe 8 zerkleinern.
6. Mit Salz und Pfeffer abschmecken.

Feta-Walnuss-Dip

Für 6 Portionen

Pro Portion: 136 kcal/ 1,4 g KH/ 6,6 g P/ 11,3 g F/

ZUTATEN:

- 1 Knoblauchzehe
- 60 g Walnusskerne
- 150 g Schafskäse light
- 1 Karotte (ca. 100 g)
- 1 EL Zitronensaft
- 1 EL Olivenöl
- ½ TL Paprikapulver
- Salz, Pfeffer

ZUBEREITUNG:

1. Knoblauchzehe schälen und zusammen mit den Walnüssen in den Mixtopf geben, dann 5 Sek./Stufe 8 zerkleinern.
2. Restliche Zutaten hinzufügen, 20 Sek./Stufe 4 mixen und mit Salz, Pfeffer und Paprikapulver abschmecken.

Spargel-Aufstrich

Für 4 Portionen

Pro Portion: 58 kcal/ 3,6 g KH/ 4,4 g P/ 1,8 g F/

ZUTATEN:

- 200 g grüner Spargel
- 500 g Wasser
- 1 EL Pinienkerne
- 100 g Magerquark
- 100 g Frischkäse fettreduziert
- Salz, Pfeffer
- 2 EL Schnittlauchröllchen

ZUBEREITUNG:

1. Spargel im unteren Drittel schälen und in den Varombehälter legen.
2. Wasser in den Mixtopf geben, geschlossenen Varomabehälter mit dem Spargel aufsetzen und 15 Min./Varoma/Stufe 1 garen, dann abkühlen lassen.
3. Spargel in grobe Stücke schneiden und zusammen mit den Pinienkernen in den Mixtopf geben, 6 Sek./Stufe 5 zerkleinern.
4. Alle restlichen Zutaten hinzufügen und 10 Sek./Stufe 3 verrühren.

Erdeer-Dressing

Für 10 Portionen

Pro Portion: 80 kcal/ 2,2 g KH/ 0,1 g P/ 7,4 g F/

ZUTATEN:

- 200 g Erdbeeren
- 1 Zweig Basilikum
- 80 g Olivenöl
- 1 TL Honig
- 30 g Essig z. B. Balsamico bianco

ZUBEREITUNG:

1. Erdbeeren putzen, waschen und abtrocknen. Dann in den Mixtopf geben und 10 Sek./Stufe 5 mixen.
2. Basilikum waschen, trocken schütteln und Blätter abzupfen.
3. Alle Zutaten zu den Erdbeeren in den Mixtopf geben und 20 Sek./Stufe 6 mixen.

Ackerbohnen-Dip

Für 6 Portionen

Pro Portion: 68 kcal/ 7,1 g KH/ 11,1 g P/ 7,7 g F/

ZUTATEN:

- 1 Zwiebel
- 1 Knoblauchzehe
- 1 EL Olivenöl
- 300 g geputzte Ackerbohnen
- Saft 1 Zitrone
- 150 g Wasser
- ½ Bund Petersilie
- Salz, Pfeffer

ZUBEREITUNG:

1. Zwiebel und Knoblauchzehe schälen, halbieren in den Mixtopf geben und 5 Sek./Stufe 5 zerkleinern.
2. Öl zufügen, 3 Min./Varoma/Linkslauf/Stufe 1 andünsten.
3. Ackerbohnen mit Zitronensaft und Wasser in den Mixtopf hinzufügen. 10 Min./Varoma/Stufe 1,5 köcheln lassen.
4. Petersilie waschen, trocken schütteln und grob kleiner schneiden.
5. Dann alle Zutaten in den Mixtopf hinzufügen, 10 Sek./Stufe 2-8 aufsteigend pürieren und mit Salz und Pfeffer abschmecken.

Weitere Mix-Kochbücher zum Abnehmen

Intervallfasten ist ideal kombinierbar mit der Sirtfood-Diät! Hier gibt es das MIX-Kochbuch zum Intervallfasten mit Rezepten für den Thermomix.

Intervallfasten-Rezepte für den Thermomix

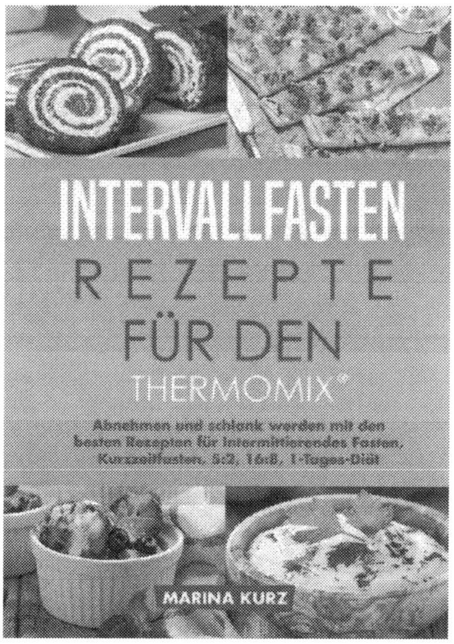

Abnehmen und schlank werden mit den besten Rezepten für Intermittierendes Fasten, Kurzzeitfasten, 5:2, 16:8, 1-Tages-Diät mit dem Thermomix®

<u>Exklusiv auf Amazon erhältlich:</u>

Taschenbuchausgabe: ISBN-13 : 978-1792996443

Kindle E-book: ASIN : B07MP8LJWZ

Impressum

Januar © 2021

Martina Schnell, c/o BJ-Autorenservice, Bianca Jantzen, Gildehauser Weg 140a, 48529 Nordhorn

Dieses E-book enthält Affiliate-Links zu empfohlenen Büchern.

Printed in Germany
by Amazon Distribution
GmbH, Leipzig

25787573R00050